AF264232

D'UN AUTRE

CHOLERA-MORBUS

PRODUIT PAR

L'USAGE DU TABAC,

PAR LE DOCTEUR MULLERR.

Croyons-en Aristote et sa docte cabale,
Le tabac est *mortel*.

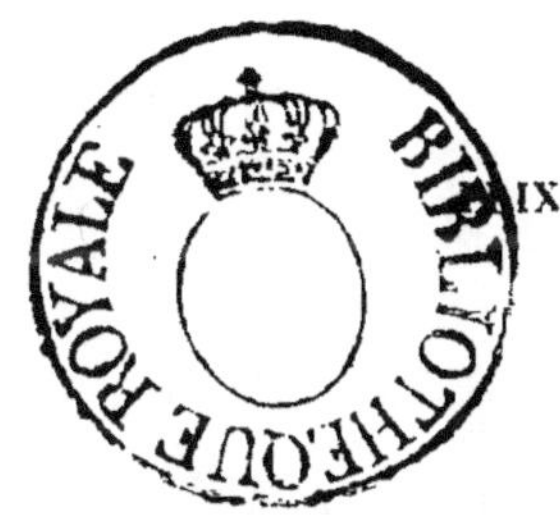

PRIX : 25 CENTIMES.

A PARIS,

DE L'IMPRIMERIE DE DAVID,
BOULEVARD POISSONNIÈRE, N° 6.

SE VEND CHEZ LES MARCHANDS DE NOUVEAUTÉS.

1832

IMPRIMERIE DE DAVID,
Boulevard Poissonnière, n. 6.

CHOLERA-MORBUS.

« Si la peste donnait des pensions, elle
« aurait des flatteurs, » a dit un auteur
ingénieux. Le tabac, peste malheureusement
trop épidémique, ne donne point de pensions; mais par lui l'on obtient de grandes
places dans la pullulente bureaucratie, de
hautes inspections, des entrepôts lucratifs,
des débits multipliés. D'un autre côté, le tabac remplit de cautionnemens la caisse des
consignations; les mains crochues du fisc
saisissent, grâce à lui, d'abondantes amen-
des; et de cette plante vénéneuse découlent
force millions, qui s'empilent, par paren-
thèse assez immoralement, sous la main d'un
monopole audacieux. Aussi le tabac ne man-
quera-t-il pas de panégyristes, tant qu'il
soudoiera de nombreux intérêts, tant qu'il
excitera les opinions sordides. Mais l'expérience et le savoir consciencieux ne se lais-
sent point séduire; ils vont à leur but malgré tous les prestiges dorés, malgré tous les
obstacles amoncelés sur leur route : comme
le torrent, ils se fraient un passage en se
ruant sans cesse contre tout ce qui gêne leur
cours. L'expérience et le savoir, ces deux
aides courageux de la vérité, détruiront donc

l'empire délétère du tabac, car les vices et les abus tombent tôt ou tard sous leurs coups puissans, fussent-ils vieux comme le monde, enracinés comme le cèdre.

Mais le tabac ne peut être honoré par ses *flatteurs* de cette espèce d'illustration que les choses reçoivent d'une antique origine ; il était inconnu en Europe avant l'année 1558. L'humanité avait vécu, agile et forte, quelques centaines de siècles, sans tabac ; et l'on serait fort embarrassé de citer une seule maladie que ce narcotique, prisé, fumé ou mâché, ait fait disparaître ou seulement affaiblie. En revanche, la nomenclature des maux qu'il a causés serait longue, et la seule analyse des faits dépasserait les limites imposées à cet écrit. Nous nous bornerons à quelques citations, dans la guerre que, par le sentiment d'une profonde conviction, nous croyons devoir livrer au fléau dont s'enivre et s'empoisonne tout à la fois une population aveugle ou fanatisée. Heureux si nous pouvions ajouter au dégoût qu'inspire à l'universalité des citoyens, une herbe âcre, puante, sale, dangereuse, qui n'a pas encore trouvé un seul défenseur raisonnable et désintéressé.

A peine Jean Nicot, ambassadeur de François II à la cour de Portugal, eut-il introduit le tabac en France vers l'année 1560, que la

Faculté s'éleva avec force contre cette inno-
vation. Vainement Catherine de Médicis, qui
avait créé un monstre dans la personne du
farouche Charles IX, s'efforça-t-elle, Médée
malfaisante, d'accréditer le poison nouvelle-
ment importé; il fut attaqué de toutes parts :
cent volumes parurent en peu de temps pour
démontrer les dangereux effets du tabac, et,
quoiqu'il fût soutenu par les intrigues de
cour, le nombre de ses champions demeura
très-borné.

Les argumens ne manquaient pas aux ad-
versaires de la *nicotiane* (1) : l'analyse chi-
mique y avait découvert tout ce que l'ammo-
niaque a de plus subtil, tout ce que les caus-
tiques ont de plus âcre; et chaque jour des
exemples effrayans venaient appuyer les rai-
sonnemens de la médecine. On avait reconnu
dès lors que les ouvriers employés à la préparation du tabac sont en général maigres,
décolorés, jaunes, asmathiques, sujets aux
coliques, au dévoiement, au flux de sang;
que beaucoup d'entre eux éprouvent un
déplorable tremblement; que d'autres sont
frappés de vertige, de céphalalgie; que les
maladies de poitrine abondent dans les ate-
liers où l'on manufacture cet agent meur-
trier, pour la jouissance d'une minorité déli-

____

(1) Nom que l'on donne au tabac, de celui de *Nicot*, son
introducteur en France.

rante de la société. Ces faits, constatés par Ramazzini, sont d'une légère importance, comparés aux graves accidens qui résultent de l'usage du tabac; mais il n'est pas sans intérêt de prouver que sa seule préparation est déjà une source féconde de maladies. Les obstinés priseurs ou fumeurs n'apprendront pas sans effroi que le même Ramazzini, frappé de ce premier danger, recommande aux préparateurs de la *nicotiane* les mêmes précautions à-peu-près que s'il s'agissait de l'arsenic ou du vert de gris : comme de se couvrir la bouche et les narines d'une gaze, de respirer souvent un air frais, de se laver le visage avec de l'eau froide, et d'user des boissons douces et émollientes.

Si ces ouvriers, qui ne reçoivent l'influence nuisible du tabac que par la volatilisation de ses principes, en ressentent de si funestes effets, que sera-ce donc des consommateurs ? Continuons à nous appuyer de l'autorité des auteurs et des exemples. Que recherche le priseur en s'introduisant dans le nez une poudre excitante ? cette titillation qui plaît, en dissipant l'espèce d'apathie, momentanée dans quelques-uns, habituelle dans quelques autres, que ne peut vaincre l'unique secours de la volonté. Le tabac produit en effet ce réveil des sensations; mais à quel prix ? La membrane pi-

tuitaire, d'abord irritée par ce puissant ster-
nutatoire, s'habitue insensiblement à son
contact; bientôt il faut augmenter la dose
du tabac pour qu'il procure l'excitation re-
cherchée; plus tard, son action naturelle
cesse d'être suffisante. Pour les priseurs
blasés, le commerce est forcé d'ajouter à ce
qu'on appelle *le montant.* C'est alors que le tabac subit une forte mixtion de sel, de chaux,
quelquefois d'acides minéraux ou d'alcalis.
Cependant l'atonie des organes, déterminée
enfin par un picotement toujours croissant,
devient telle que l'odorat s'émousse, s'oblitère,
s'éteint; souvent le cerveau se dessèche, se
racornit. Barrichius cite une personne dont
l'encéphale avait été si lésé par le tabac,
qu'après sa mort on ne lui trouva dans le
crâne qu'un petit grumeau, noir comme s'il
eût passé au feu. De là les dérangemens de
mémoire si fréquens chez les priseurs; de là
des fièvres cérébrales et même l'apoplexie.
Joseph Lanzoni, médecin allemand, rap-
porte qu'un soldat, qui faisait un usage
immodéré du tabac, mourut frappé d'une
apoplexie foudroyante, causée par cette
poudre céphalique. Qui pourrait énumérer
les accidens que produisent les secousses,
les irritations intenses et répétées, dues à
un agent si âcre, si corrosif? Il énerve les
tissus, ébranle le système nerveux, diminue

les forces, fait maigrir le corps, et, si l'abus
est grand, amène bientôt la consomption,
tant il épuise les glandes salivaires, en leur
imposant une sécrétion outrée.

L'intégrité du goût souffre aussi de l'usage
du tabac prisé; car il en tombe toujours
dans la bouche, et jusque sur la langue,
dont il altère les membranes délicates. Lanzoni, que nous avons déjà cité, a rencontré
un homme que l'habitude du tabac avait
rendu aveugle et paralytique. Les ulcères,
les polypes de l'intérieur du nez sont des
maux qu'on voit résulter tous les jours de
l'usage le plus modéré de la *nicotiane.*
Fourcroy parle d'un cancer ayant la même
origine.

Signalerons-nous certaines anomalies mo-
rales auxquelles les priseurs insatiables sont
exposés? Voyez – les rêveurs, abattus, la
bouche béante, les narines remplies d'une
croute dégoûtante, qui laisse échapper de
temps en temps un sale mucus; on les dirait
atteints d'imbécillité, et toute leur activité
semble s'être réfugiée dans l'instinct machi-
nal qui les porte à fouiller sans cesse dans
leur vaste tabatière. Quelle compensation à
tant de dégradation peuvent-ils donc, grand
Dieu! trouver dans leur triste passion?
Ajoutons à cette peinture trop fidèle le dégoût qu'inspire l'haleine infecte des priseurs,

l'odeur désagréable dont leurs habits sont imprégnés, les taches hideuses qui couvrent habituellement leur linge. Que de fois la désunion conjugale et les désordres qu'elle entraîne n'ont pas eu d'autre cause que l'usage du tabac, contracté par l'un des époux !

Les fumeurs ne sont guère moins nombreux que les priseurs, et les résultats morbides de la fumée de tabac sont aussi fréquens que ceux dont nous venons de raccourcir l'énumération. Ramazzini, qu'il faut toujours citer, parce qu'il a considéré le sujet sur toutes ses faces, Ramazzini a observé que les fumeurs et mâcheurs de tabac sont sans appétit; l'un ou l'autre des deux usages détruit, dit-il, l'énergie du suc salivaire, et nuit conséquemment à l'action de l'estomac. Plempius a remarqué le même phénomène; il l'attribue à une trop abondante absorbtion de salive et de sérosité, faite par l'organe de la digestion, et qui engourdit sa puissance. Simon Pauli s'est assuré, par des dissections, que le tabac fumé altère aussi le cerveau; il l'a trouvé tout noir, ainsi que le crâne, chez des fumeurs intrépides. Van Helmont affirme qu'il a vu un estomac teint en jaune et corrodé par la nicotiane. La fumée du tabac, dit Richard Morton, rend les poumons flasques, dessèche les viscères, et produit un véritable marasme. Bonet a démontré, d'après des ouvertures de cadavres, une foule de ravages résultant du tabac fumé ou mâché. On sait d'ailleurs que la moindre portion de cette herbe, prise à l'intérieur, produit des vomissemens, d'horribles convulsions, et que la mort peut être causée par une dose assez légère de ce jouet d'une folle ivresse. Un enfant, dit encore Ramazzini, est mort à mes yeux pour avoir avalé une seule feuille de tabac. Ajoutons, sur le témoignage de l'histoire, que le poète Santeuil mourut empoisonné par quelques pincées de tabac que, dans l'abandon d'une fatale plaisanterie, le dauphin, fils de Louis XIV, avait mêlées au vin de cet ecclésiastique. La seule présence du tabac dans une chambre détermina plus d'une fois des accidens presque aussi graves : une jeune fille rendit beaucoup de sang par les voies hémorrhoïdales, seulement après s'être assise sur des paquets de tabac en corde ; une autre expira dans d'affreuses convulsions à la suite d'une nuit passée dans un local où l'on avait râpé une grande quantité de tabac. Fourcroy a confirmé ces deux faits.

Dès les premières années de l'introduction du tabac en Europe, une partie des funestes effets que nous venons d'énumérer était déjà réalisée. De si graves inconvéniens ne devaient pas seulement soulever l'indignation des savans; ils ne pouvaient manquer encore d'exciter la sévérité des gouvernemens, et ce fut ce qui arriva. Amurath IV, empereur des Turcs, défendit l'usage du tabac sous peine d'emprisonnement. Le grand-duc de Moscovie, Michel Fédérowitz, beaucoup plus sévère, condamna les priseurs à avoir le nez coupé : c'était les punir par la partie pécheresse, mais en barbare plutôt qu'en sage souverain. Plus tard, ce potentat punit de mort ceux de ses sujets pris en flagrant délit de récidive. Les princes de l'Occident ne portèrent pas aussi loin la sévérité : le pape Urbain VIII se contenta d'excommunier les preneurs de tabac; Jacques Stuart, roi d'Angleterre, plus empressé de se livrer à la controverse que de veiller au salut de ses sujets, borna sa mission souveraine à fulminer un traité sur les dangers du tabac. En France, de nombreux édits interdirent l'entrée de cette plante, et sévirent contre ceux qui en favorisaient l'usage. Ce système prohibitif se maintint jusqu'en 1629; mais, il faut bien le dire, plus l'interdiction devenait menaçante, plus le goût du fruit défendu devenait vif. Il devait en être ainsi chez une nation, toujours encline à l'indépendance, qui n'avait jamais offert tant de combats singuliers que depuis l'époque où la peine capitale était portee contre les duellistes. Richelieu sentit alors que l'autorité perdrait son temps à tenter de prévenir les inconvéniens du tabac, lorsque les Français s'obstinaient à se tuer entre eux, précisément parce qu'on le leur défendait; le poison importé par Nicot fut toléré. Mais le cardinal ministre, qui perdait rarement l'occasion d'établir une nouvelle taxe, gréva le tabac d'un droit de trente sous par livre. Cette mesure pouvait avoir l'avantage de restreindre la déplorable habitude de priser ou de fumer aux classes opulentes ; mais, sous ce rapport même, le grand homme d'état avait mal calculé le jeu terrible des passions humaines : le pauvre orgueilleux se priva plus d'une fois de pain pour imiter le riche, en se bourrant les narines d'une poudre vénéneuse, ou bien en se desséchant le cerveau, les poumons et l'estomac avec la fumée irritante du tabac. Tel qui eût pu suffire à ses besoins naturels par son labeur, mendia ou vola pour se donner des maladies. Ainsi ce ne fut pas seulement sous le point de vue sanitaire que l'on eut à s'affliger sur l'usage de la nicotiane, cet usage, devint aussi un vice social, une nouvelle cause de délits, de crimes même. Nous citerons, entre autres preuves, un commis voyageur qu'un bucheron attaqua dans la forêt de Mortagne, en lui criant : « J'étais honnête homme ; mais je manque de tabac. » Il satisfit son nez avide; mais il fut pendu.

Tant d'accidens, tant de maladies, tant d'immoralité, n'ont fait que s'accroître avec le temps, grâce à l'enchérissement progressif du tabac, dont le prix est scandaleux aujourd'hui, relativement à sa valeur intrinsèque. En effet, de ce que cette homicide denrée a été surchargée de droits par un gouvernement cupide, il s'en est suivi que mille fraudes ont ajouté au danger déjà fort grand du tabac, afin de grossir les bénéfices que procure sa consommation. On frémirait, si nous désignions ici les sales ingrédiens que les fraudeurs mêlent à la poudre de nicotiane, pour en augmenter à vil prix la quantité ou l'action irritante. Il n'est pas de priseur qui ne jetât sa tabatière avec un profond dégoût, s'il eût été témoin, par exemple, comme nous l'avons été nous-mêmes, d'un mélange d'excrémens en poudre avec du tabac à priser.

Les partisans de l'herbe immonde ont essayé de se retrancher derrière ses qualités médicinales ; mais sous ce rapport, non plus que sous les autres, ce poison privilégié ne supporte pas l'examen. Jamais on n'employa cette plante, comme topique, qu'avec une craintive circonspection ; le praticien éclairé redoute l'activité corrosive qu'elle exerce sur les tissus, et le danger de son usage, trop peu compensé par sa réussite douteuse, en rend l'emploi extrêmement rare dans une thérapeutique bien entendue. A l'intérieur, les médecins n'administrent plus le tabac, même dans les cas désespérés, ainsi que cela se pratiquait autrefois. L'irritation et l'inflammation, qu'il ne manquait guère de déterminer, amenaient une crise qu'il était trop hasardeux de provoquer. Par de nombreuses expériences, faites sur des animaux, MM. Bradie, Macartney et Orfila, ont reconnu que ce végétal, soit en substance, soit en décoction, soit en gaz, agissait avec une telle violence, qu'il y avait nécessité absolue de l'exclure de la matière médicale. Mais il est classé dans la Toxicologie ou Histoire des poisons, par M. Orfila ; c'est bien là sa place, qu'il y reste. En supposant que quelques médecins obstinés persistent à employer ce terrible médicament, nous croyons pouvoir les blâmer et plaindre leurs malades, car les prétendus *remèdes héroïques* sont une chimère, que repousse notre époque lumineuse.

Que penser de l'usage habituel d'une substance décriée par tant de témoignages, et contre laquelle, au moment où nous écrivons, il a été publié des milliers de volumes ?

Quel homme sage voudra priser ou fumer encore ce tabac que, même dans les cas extrêmes, le médecin repousse de ses ordonnances? Qui osera savourer avec délices une des puissances vénéneuses classées par Orfila pour nous en effrayer? Oui, le délire insensé qui porte les consommateurs à s'empoisonner de gaîté de cœur aura, nous l'espérons, un terme prochain. Déjà le chiffre du produit des manufactures a diminué de plusieurs millions depuis deux ans; encore quelques années, et l'humanité sera persuadée enfin qu'un poison ne saurait procurer une jouissance, sans exiger un tribut de santé et de vie. Alors l'Europe comptera un fléau de moins.

On conçoit que les hommes, après s'être fait un besoin artificiel d'exciter leur membrane pituitaire par un principe céphalique; ou bien après avoir contracté l'habitude d'aspirer la vapeur d'un végétal, soient tellement façonnés à ces goûts factices qu'ils ne puissent plus y renoncer. On conçoit même qu'il y ait une sorte d'attrait à priser ou à fumer pour la première fois, car il est dans notre nature d'ajouter, autant que nous le pouvons, à nos sensations. Enfin, on peut aller jusqu'à admettre qu'il y ait nécessité hygiénique dans l'un et l'autre de ces usages. Mais la terre ne produit-elle pas mille plantes balsamiques, mille parfums délicieux, qui, non seulement peuvent être employés sans danger, mais qui, par leurs vertus amies, porteraient dans les organes des élémens conservateurs, quelquefois salutaires. Les Orientaux fument des aromates, des fleurs, des plantes desséchées, auxquelles ils reconnaissent telle ou telle qualité médécinale; ils saturent leur odorat des émanations parfumées de quelques végétaux qui croissent sous leur beau ciel, ou du suc résineux de quelques autres; un grand nombre d'entre eux, particulièrement les femmes, mâchent diverses subtances, comme le cachou. Pourquoi les Européens ne les imiteraient-ils pas? notre climat est-il si avare de fleurs, de végétations aromatiques, de baies ou de feuilles odorantes? Desséchons, pulvérisons, pour les fumer, les priser, les mâcher, ces présens inoffensifs du sol national. Il y aura grand avantage pour la santé; il y aura grand profit pour la bourse; car le pouvoir ne s'avisera pas sans doute de *monopoliser* ces produits verdoyans ou fleuris des campagnes, déjà frappées d'un impôt colossal; et nous lui laisserons, avec son herbe infernale, le remords d'avoir, pendant de longues années, ajouté d'innombrables empoisonnement aux calamités de notre belle France.

FIN.